Klaus Schuberth

Handbuch ergotherapeutischer Begriffe

Klaus Schuberth

Handbuch
ergotherapeutischer
Begriffe

vml verlag modernes lernen - Dortmund

Zu dem Handbuch:

Die mit **(P)** gekennzeichneten Texte und Begriffe sind aus dem Pschyrembel, Ausgabe 258, in der Regel verkürzt oder mit Zusätzen versehen. Die mit **(S)** gekennzeichneten Texte sind aus Unterlagen der Schule für Ergotherapie in Stuttgart-Weil im Dorf.

(Stand 26.2.2005)

© 2005 by Verlag SolArgent Media AG, Basel

Veröffentlicht in der Edition:
verlag modernes lernen • Hohe Straße 39 • D-44139 Dortmund

Gesamtherstellung: Löer Druck GmbH, Dortmund

Bestell-Nr. 1063   ISBN 3-8080-0574-2
                                                   (ISBN 978-3-8080-0574-3)

Inhalt

Dank

Dieses Handbuch ist in den letzten 3 Jahren meines Studiums an der Schule für Ergotherapie des IB/Medizinische Akademie in Stuttgart entstanden. Von Anfang an hatte ich die mir wichtigen Begriffe aus den angebotenen Lehrfächern aufgeschrieben, herausgearbeitet und zusammengetragen. Das war mir oft dann eine große Hilfe, wenn mir die entsprechenden Fachbücher nicht zur Verfügung standen. Wer schleppt auch ständig den Pschyrembel mit sich?

Zum Ende meiner Ausbildung kam die Überlegung, die so entstandene Arbeit zu veröffentlichen. Unterstützt wurde ich in diesem Vorhaben von der Leiterin meiner Schule, Frau Sabiene Klaus, die auch die Überarbeitung der Begriffe übernahm. Ihr möchte ich an erster Stelle danken. Mein Dank geht aber auch an meine Mitschüler, mit denen ich die letzten Jahre verbracht habe, an Frederike, Anita, Sandra, Mareike, Jaqueline, Susanne, Eva-Maria und Michael. Danke auch an Herrn Klaus für seine Unterstützung, an meine Klassenlehrerin Nicole Diesner und an Frau Brigitte Balke-Schmidt vom „verlag modernes lernen" für ihr Entgegenkommen und die angenehme Zusammenarbeit.

Ganz besonders danken möchte ich aber meinen Töchtern Laura und Maitagorry, und meiner Frau Celia, für die Geduld, die sie während meiner Ausbildung mit mir hatten.

Klaus Schuberth

Vorwort

Die IB Medizinische Akademie ist bundesweit Träger von über 40 anerkannten Schulen für Gesundheitsfachberufe. Die stete Weiterentwicklung und die Sicherung einer bedarfsgerechten und praxisnahen Ausbildung motiviert die IB Medizinische Akademie Raum zu schaffen, für innovative Modelle und Pilotprojekte.

Das persönliche Engagement Studierender in ihrer Ausbildung gewinnt auch in den therapeutischen Berufsbereichen zunehmende Bedeutung. Nicht allein die „regelmäßige und erfolgreiche Teilnahme" entscheidet über die Wettbewerbsfähigkeit angehender Therapeuten am Arbeitsmarkt, sondern auch aktives Mitgestalten der Unterrichtsinhalte, Übernahme von Projektverantwortlichkeiten und die Optimierung von Lernprozessen.

Das vorliegende Nachschlagewerk für Ergotherapeuten in der Ausbildung wurde von einem Studierenden unserer Stuttgarter Schule für Ergotherapie verfasst, der vorbildhaft diesen Ansprüchen gerecht wird. Ein bedeutender Autor sagte einmal: „Wenn du ein Buch suchst, das es nicht gibt, schreib' es selbst". Bleibt mir noch, diesem Werk eine weit verbreitete Leserschaft zu wünschen, und dem Autor dieses Buches einen beruflichen Werdegang, der sich so erfolgreich fortsetzen möge, wie er in der Ausbildung zum Ergotherapeuten begonnen hat.

Im April 2005
Sabiene Klaus
Schulleitung
Leitung Bereich I; Medizinische Akademie

Abszess	Ansammlung von Eiter in einem nicht vorgebildeten, sondern durch Gewebeeinschmelzung entstandenen, abgeschlossenen Gewebehohlraum (im Ggs. zu → Empyem) **(P)**
Abusus	missbräuchliche Anwendung von Suchtstoffen mit der Gefahr der Gewöhnung und Abhängigkeit
AdL	Activity of daily Living (Aktivitäten des täglichen Lebens)
ADS	Aufmerksamkeitsdefizitsyndrom. Verhaltensstörung mit Aufmerksamkeits- u. Konzentrationsstörung, Impulsivität, mangelnder Frustrationstoleranz u. evtl. motorischer Hyperaktivität
ADHS	Aufmerksamkeitsdefizitsyndrom mit hyperkinetischen Syndrom
Adaption, adaptieren	Anpassung; Adaptionen sind Hilfen zur Bewältigung des tägl. Lebens, der Arbeit und der Freizeitgestaltung bei einer Behinderung, z.B.: eine Änderung des Bewegungsverhaltens oder Einsatz von Hilfsmitteln (etwa Griffadaption für Stifte usw.)
adjuvant	helfend; unterstützend
Ätiologie	(gr.: Ursache) die einer Krankheit zugrundeliegende Ursache bzw. Studium der Theorie über die Faktoren, die Krankheiten verursachen **(P)**
Affektarmut	Spektrum gezeigter Gefühle ist vermindert; die Affekte sind gleichgültig, teilnahmelos

A

Affektivität

Einheit des Gefühls- und Gemütslebens mit Stimmungen, Emotionen, Affekten (zeitl. kurze und intensive Gefühlsregung) und Trieben. Als Lebensgrundstimmung bestimmt die A. die Tönung des Erlebens **(P)**

Affektlabilität

schneller Stimmungswechsel, der auf einen Anstoß von außen erfolgt, aber auch spontan auftreten kann; Wechsel von Trauer und Freude

afferent

zuführend; z.b. Nerven, die Erregungen aus der Peripherie zum ZNS leiten; s.a. → efferent

Affinität

(lat.: affinitas) Verwandtschaft.

1. (chem.) Bestreben von Atomen und Molekülen, eine bestimmte chemische Reaktion einzugehen
2. (immun.) Bindungsstärke zwischen Antikörper und Antigen im primären Antigen-Antikörper-Komplex

Agnosie

Störung des Erkennens. Formen:

a. Auditive A.; Geräusche oder Töne werden gehört, aber nicht in ihrem Zusammenhang erkannt

b. Autotopagnosie; Unfähigkeit bei erhaltener Oberflächensensibilität, Hautreize am eigenen Körper richtig zu lokalisieren

c. Visuelle Agnosie; Störung des Erkennens; bei normaler Sehleistung werden Zusammenhänge einzelner Details nicht erkannt

d. Stereoagnosie oder taktile A.; Unvermögen, trotz erhaltener epikritischer und Tiefensensibilität ohne Sichtkontrolle Gegenstände durch Tasten zu erkennen

Agonist

Muskel, der eine bestimmte, einem Antagonisten entgegengesetzte Bewegung bewirkt **(P)**

Akathisie

Unvermögen ruhig zu sitzen; mit unruhigem Umherlaufen; oft als Nebenwirkung von Neuroleptika **(P)**

Akinese

Bewegungslosigkeit; herabgesetzte oder fehlende Bewegung des Rumpfes, der Extremitäten, sowie der Gesichtsmuskulatur (z.b.: als fehlendes Mitbewegen der Arme beim Laufen)

Akkommodation

(lat.: anpassen) Anpassung;

1. des Auges: Fähigkeit des Auges, die Brechkraft der Linse der Entfernung des fixierten Gegenstandes anzupassen
2. der Niere: Harnkonzentrierungsfähigkeit **(P)**

akut

plötzlich auftretend, schnell, heftig verlaufend; Ggs.: chronisch **(P)**

Alexithymie

Unvermögen, Gefühle hinreichend wahrzunehmen und zu beschreiben **(P)**

-algesie

Wortteil mit der Bedeutung: Schmerz (z.B.: Analgesie)

Alzheimer-Krankheit

Bei der Alzheimer-K. kommt es zu einer diffusen Atrophie der Hirnrinde, wobei der motorische, sensible und visuelle Kortex erst später betroffen sind. Es entstehen Ablagerungen im Gehirn aus Eiweißstücken, sogenannte Amyloide. Man unterscheidet dabei mikroskopisch kleine Fasern, die Fibrillen und kugelförmige Ablagerungen, die Plaques. Diese Ablagerungen verhindern, dass die Nervenzellen sich untereinander „verständigen" können. Im Laufe der Zeit sterben die Nervenzellen, die an der Entwicklung von Gedächtnis, Sprache und Denkfähigkeit beteiligt sind, ab. Im Vordergrund der Symptomatik steht ein Demenz-Syndrom. Man spricht auch von einer senilen Demenz vom Alzheimer-Typ (DAT). Ursache ist unbekannt. Die Krankheit beginnt schleichend, in der Regel nach dem 50. Lj. und verläuft langsam progredient. Symptome: zu Beginn vor allem Gedächtnisstörungen, im weiteren Verlauf Unruhe, Akathisie, Orientierungsstörungen, Aphasie, Agnosie, Apraxie, räumliche Störungen und Depression

Ambivalenz
Bez. für das Nebeneinander gegensätzlicher Vorstellungen, Wünsche oder Absichten u.U. mit der Folge einer Handlungsunfähigkeit **(P)**

Amplitude
Größter vorkommender Momentanwert einer Wechselgröße, z.B.: bei der Blutdruckamplitude die Größe zwischen systolischem und diastolischem Wert

Amnesie
Gedächtnisstörung (zeitlich oder inhaltlich begrenzte Erinnerungslücke)

Analgesie
verminderte Schmerzempfindlichkeit

Anamnese	(Erinnerung) Krankengeschichte. Art, Beginn und Verlauf der Beschwerden, die im Gespräch mit dem Patienten erfragt werden
Aneurysma	Gefäßerweiterung
Angina Pectoris	Erkrankung, bei der der Herzmuskel nicht ausreichend mit Sauerstoff versorgt wird. (Angina: Beklemmung, Enge; Pectoris: Brust)
Angiopathie	Oberbegriff für Gefäßerkrankungen **(P)**
ankyl(o)	(gr.) krumm
Ankylose	knöcherne oder kapsuläre Gelenkversteifung mit vollständigem Bewegungsverlust **(P)**
Anorexia nervosa	Magersucht, auch Pubertätsmagersucht, psychogene Essstörung, Nahrungsverweigerung bei oft erhaltenem Appetit
Anorexie	Appetitlosigkeit
Anosognosie	Unfähigkeit, das eigene Krankheitsbild anzuerkennen
Antagonist	Gegenspieler eines Agonisten in einem dualen funktionellen System (z.b.: Flexion – Extension)
Antigen	Substanz, die von einem Organismus als fremd erkannt wird und dadurch eine spezifische Immunantwort auslöst **(P)**
Apallisches Syndrom	Ausfall des Großhirns bei lediglich erhaltener Stammhirnfunktion. Großhirnrinde und Hirnstamm sind funktio-

nell unterbrochen, es ist kein Kontakt mehr zum Patienten möglich, seine Aufmerksamkeit lässt sich durch nichts fesseln (meist nach SHT)

Aphasie

(gr.: sprechen) durch eine zerebrale Schädigung verursachte Sprachstörung nach (weitgehend) abgeschlossener Sprachentwicklung **(P)**

Klassifikation:

1. motorische A. (Broca-A.), stark gestörte, verlangsamte und mühsame Sprachproduktion, undeutliche Artikulation, eingeschränkter Wortschatz
2. sensorische A. (Wernicke-A.), Störung des Sprachverständnisses bei flüssiger Sprachproduktion
3. amnestische A., Wortfindungsstörung; globale A., Störung des Sprachverständnisses und der Sprachproduktion

Apoplex

Schlaganfall, auch → Apoplektischer Insult

Apoplektischer Insult

Ischämischer Insult (Verminderung), Ausfall der Durchblutung

Hämorrhagischer Insult (Blutaustritt in Hirngewebe)

Subarachnoidalblutung (Blutaustritt zwischen Hirn u. Hirnhaut)

Appetenz

Verlangen; (psychologische) Bezeichnung für unruhiges, aber zielstrebiges Suchen nach einem geeigneten Objekt zur Reduktion einer Bedürfnisspannung

Applikation	anlegen, verwenden; Verabfolgung eines Medikamentes oder Arzeimittels
apportiv	unterschwellig
Apraxie	Unfähigkeit motorische Fähigkeiten sinnvoll auszuführen, bzw. Störung von Handlungen oder Bewegungsabläufen und Unfähigkeit, Gegenstände bei erhaltener Bewegungsfähigkeit, Motilität und Wahrnehmung sinnvoll zu verwenden. Formen:

1. Ideomotorische Apraxie

   Bewegungen werden fragmentarisch ausgeführt oder durch fehlerhafte ersetzt; evtl. besteht zusätzlich → Aphasie.

2. Ideatorische Apraxie

   An Objekt(e) gebundene Apraxie. Komplexe und differenzierte Handlungen können infolge einer Störung des Bewegungsentwurfs (Ideation) nicht richtig aneinandergereiht werden

Sonderformen:

1. Gliedkinetische A. als zentrale Bewegungsstörung
2. Okulomotorische A. als Störung willkürlicher oder visuell ausgelöster rascher Augenbewegungen mit Kompensation entsprechender, ruckartiger Kopfbewegungen
3. Beeinträchtigungen der visuellräumlichen Orientierung
   a) konstruktive A., bei gestaltenden Handlungen unter visueller

Kontrolle misslingt die räumliche Formgebung

b) Ankleideapraxie, Störung der Fähigkeit, räumliche Beziehung zwischen Objekt und Körper herzustellen

Approbation

Zulassung, Zustimmung. Amtl. Erlaubnis zur Berufsausübung als Arzt, Zahnarzt, Apotheker oder Tierarzt

Arthritis

Gelenkentzündung

Arthrose

Verschleißerkrankung der Gelenke

artifiziell

künstlich (entstanden)

artikulär

ein Gelenk betreffend

Asphyxie

Atemdepression, → Depressionszustand des Neugeborenen. Allg. Bezeichnung für den Zustand eines Neugeborenen, das unmittelbar oder etwa 10 Minuten nach der Geburt eine herabgesetzte oder fehlende Atmung, Beeinträchtigung des Kreislaufs oder Störungen des ZNS aufweist

Assessment

Abschätzung; Zusammentragen von Informationen anhand standartisierter Schemata um das Ausmaß vorhandener, bzw. verlorener Fähigkeiten einschätzen zu können.

Assimilation

(lat.: angleichen) Bez. für

1. den Prozess des Aufbaus lebenswichtiger Substanzen in Pflanzen aus Kohlendioxid und Wasser unter Zuhilfenahme der Energie des Sonnenlichts; Grundlage jeglichen Lebens auf der Erde

2. den nach der Verdauung von Nahrungsstoffen erfolgenden Aufbau von körpereigener Substanzen aus den resorbierten Bestandteilen **(P)**

Ataxie

Störung der Koordination der Bewegungsabläufe

Athetose

(gr.: nicht an seiner Stelle) langsame, bizarr geschraubte Bewegungen v.a. an den distalen Extremitätenabschnitten bei willkürlichen und unwillkürlichen Bewegungen **(P)**

- rigide A.   Bewegungsmangel (Parkinson)
- choreatische A. Bewegungsüberangebot (Chorea H.)
- dystone A.   wurmartig geschraubte Bewegungen

Atresie

Angeborener Verschluss eines Hohlorgans oder natürlicher Körperöffnung **(P)**

Attribution

(Zuschreibung) Prozess, durch den einem Verhalten oder einer Emotion ein Motiv oder eine Ursache (Kausalattribution) zugeschrieben wird. Bei der internalen A. werden Ursache oder Motiv auf die eigene Person, bei der externen A. auf die Umwelt zurückgeführt

Atrophie

Rückbildung eines Organs oder Gewebes

Autismus

Kontaktstörung mit Rückzug auf die eigene Vorstellungswelt **(P)**

B

Bakterien

(Bakt-: Stab, Stock) Einzellige Kleinlebewesen ohne Zellkern

Befund

Status. Der ergotherapeutische Befund ist ein prozesshaftes Geschehen. Im Behandlungsverlauf werden die wahrgenommenen oder erfragten Aspekte immer wieder neu einem Beurteilungsprozess zugeführt, der in die Formulierung eines Zieles mündet und der stetigen Anpassung und Entwicklung unterliegt. Der Befund wird aufgeteilt in:

1. Eingangsgespräch,
2. biographische, soziale und medizinische Anamnese
3. physischer und psychischer Befund

Der psychopathologische Befund gliedert sich in die Abschnitte:

a. Äußeres Erscheinungsbild, Sprechverhalten, Sprache
b. Bewusstsein (quantitativ und qualitativ) und Vigilanz
c. Empfindung und Wahrnehmung
d. Denken und Vorstellen
e. Ich-Erleben
f. Affektivität
g. Antrieb
h. Intelligenz

benigne

Gutartig (maligne = bösartig)

Bewusstseinsstörungen

| Somnolenz | schläfrig, langsam |
| Sopor | sehr schläfrig, auf Schmerzreize ansprechbar |

Koma	reagiert nicht auf Reize
Stupor	Erstarrung; s.a. Stupor

Bilirubin

Abbauprodukt des Blutes

Bilirubinurie

Ausscheidung von Blut in den Harn; tritt auf, wenn das B. im Blut über 34 ymol – 2mg/dl erhöht ist. Der Urin färbt sich dann dunkelbraun

Biomechanik

mögliches, biologisches Bewegungsausmaß

Blastom

maligner Tumor im Nervengewebe

Blut

(lat.: Sanguis) Die Blutmenge beträgt 1/12 des Körpergewichts. Bestandteile: Blutplasma (55%) und korpuskuläre Bestandteile. Das Blutplasma besteht aus Proteinen (Albuminen 60-80 %, Globulinen 20-40 %, Fibrinogen 4 %), Wasser, Ionen und den Transportstoffen (Aminosäuren, Kohlenhydrate, Fette u.a.). Blutplasma ohne Fibrogen wird als Blutserum bezeichnet. Die korpuskulären B. sind im roten Blutbild die Erythrozyten (5 Mill./mm^3) und das Hämoglobin (roter Blutfarbstoff, 15 g/100ml ; transportiert und bindet Sauerstoff und ist an der PH-Regulation des Blutplasmas beteiligt). Im weißen Blutbild sind es die Leukozyten (6000 bis 8000/mm^3). Die Leukozyten bestehen aus den Granulozyten (30%, bei bakteriellen Infektionen stark erhöht) und den Lymphozyten (70%, bei viralen Infektionen stark erhöht). Für die Blutgerinnung verantwortlich sind die Thrombozyten (150000 bis 250000 mm^3).

Borderline-Syndrom

(Borderline – engl.: Grenze, Grenzlinie) Bez. für eine psych. Störung, die sich in Richtung auf eine Neurose oder eine Psychose manifestieren kann. Die Symptome werden kontrolliert und i.d.R. selbst als krankhaft empfunden. **(P)** Bei der B.-Persönlichkeitsstörung (emotional instabile Persönlichkeitsstörung – steht in Beziehung zu extrem schwierigen Erziehungsbedingungen und zu sexuellen Misshandlungen in der Kindheit) sind die Merkmale ein Ausagieren von Impulsen ohne Rücksicht auf Konsequenzen mit Neigung zu intensiven aber unbeständigen Beziehungen sowie emotionale Krisen mit Selbstmorddrohungen oder selbstschädigendem Verhaltens

Bradyphrenie

Verlangsamung des Denkablaufs (und Gefühls), wobei das inhaltliche Denken nicht gestört ist (s.a.→ M. Parkinson)

bradytroph

Brady-: Wortteil mit der Bedeutung: langsam
-troph: Wortteil mit der Bedeutung: das Ernähren, Nahrung

Bulimia nervosa

Ess-Brechsucht

Bulimie

Essstörung; übermäßiges Essbedürfnis, bei dem das Hungergefühl fehlen kann, v.a. psychogen als Bulimia nervosa mit phasenhafter, übersteigerter Nahrungsaufnahme und anschließendem, selbst herbeigeführten Erbrechen

Cardia	(gr.) 1. Herz; 2. Magenmund (→ Cor)
Carotis	Hauptschlagader
CT, CCT	Computertomographie, craniale C., Computergestütztes Verfahren der Röntgenuntersuchung, bei dem Strahlenbündel den Körper schichtweise abtasten und die errechneten Werte in farbige Bilder umgewandelt werden. Die CT ermöglicht präzise Lokalisierung krankhafter Gewebeveränderungen und ist wegen der niedrigen Strahlendosis ein relativ schonendes Diagnoseverfahren
Cave	(lat.) Vorsicht! In medizinischen Texten Bezeichnung für besondere Aufmerksamkeit
Chorea	sog. Veitstanz, regellose, plötzlich einschießende unwillkürliche und häufig asymetrische Bewegung **(P)**
chronisch	sich langsam entwickelnd, langsam oder schleichend verlaufend, im Ggs. zu → akut
Commotio cerebri	Gehirnerschütterung
Compressio cerebri	Hirnquetschung und Schädigung des Gehirns infolge Hirndruck
Contusio cerebri	Hirnprellung, Hirnquetschung; gedecktes Schädelhirntrauma ohne Perforation der Dura mater. Man unterscheidet leichte Form (2. Grad) und schwere Form (3. Grad). 1. Grad ist die Commotio cerebri
Cor	(lat.) Herz

C

Craving   das Verlangen nach Suchtmitteln
(Suchtdruck)

Cutis   Haut. Man unterscheidet in Cutis und
Subcutis (Unterhaut). Die Cutis unter-
teilt sich in Epidermis (Oberhaut) und
Corium (Unterhaut).

deformans	verformend
Degeneration	Veränderung als Ausdruck von Zellschädigungen. Rückbildung oder Verschlechterung von Organfunktionen
Dekompensation	der nicht mehr ausreichende Ausgleich (Kompensation) einer verminderten Funktion oder Leistung bzw. dessen Folgezustände (z.b. Schock) **(P)**
Dekubitus	Druckgeschwür; Nekrosen- und Geschwürbildung der Haut als Folge chronischer Druckwirkung und der daraus resultierenden örtlichen Mangeldurchblutung (z.b. bei Bettlägrigkeit)
Demenzsyndrom	Das Demenzsyndrom ist vor allem durch Gedächtnisstörung, Desorientiertheit, Konzentrationsstörung, Störung des abstrahierenden Denkens, Depressivität und Reduktion des Antriebs gekennzeichnet. Es tritt am häufigsten im Rahmen der → Alzheimer-Krankheit auf. Neben den degenerativen Demenzen, insbesondere der Alzheimer-Krankheit und der Pick-Krankheit, gibt es die zerebrovaskulären Demenzen, auch sekundäre Demenzen genannt. Dabei kommt es im Zug einer Mikroangiopathie perforierender Hirngefäße, die meist auf eine langjährige Hypertonie zurückgeführt wird, zu Lakunen (kleine subkortikal gelegene Infarkte) und zu einer diffusen Demyelisierung des Marklagers. Folge der Hirngewebsschädigung ist die vaskuläre Demenz

D

Depersonalisation

die eigene Person als fremd erlebend

Depression

diagn. unspezif. Bez. für eine Störung der Affektivität, bei der ein depressives Syndrom im Vordergrund steht. Cave: bei jeder Form von Depression besteht ein potentielles Suizidrisiko **(P)**

Derealisation

die Umgebung erscheint dem Kranken unwirklich, er erlebt sie als fremd und verändert, unvertraut oder auch fern

dia-

Wortteil mit der Bedeutung: durch (z.b.: Diarrhoe)

Diagnose

(Entscheidung) Zuordnung von Symtomen zu einem Krankheitsbegriff, i.w.S. Bezeichnung für eine Symtomatik (z.b.: Akutes Abdomen) oder einen Verdacht **(P)**

Diagnostik

Sammelbez. für Verfahren, die zur Abklärung einer Gesundheitsstörung angewandt werden, oder: Untersuchungsgang zur Erkennung von Krankheiten **(P)**

Diskrimination

(lat.: discriminare) trennen; Reizdifferenzierung; Bezeichnung für die Fähigkeit, gleichzeitig an verschiedenen Punkten (z.b.: auf der Haut) oder zu verschiedenen Zeiten gestützte Reize unterscheiden zu können. **(P)**

Dissonanztheorie

(psychol.) Kognitive Dissonanz; Unangenehm erlebter, motivationaler Erregungszustand, wenn zwei Gedanken, Meinungen oder Wahrnehmungen einer Person nicht in Einklang miteinander stehen (z.b.: Raucher: Krebsrisiko wird heruntergespielt, Entspannung wird betont). S.a. → Attribution

Disposition

Krankheitsbereitschaft; die angeborene oder erworbene Anfälligkeit eines Organismus für Erkrankungen (vergl: → Exposition); Bereitschaft des Individuums, dass bestimmte Faktoren Krankheiten auslösen können (Krankheitsanfälligkeit); Sie stellt eine ständige oder vorübergehende Verminderung der Anpassungsfähigkeit des Organismus an Störungen der → Homöostase dar

disseminiert

ausgesät, verstreut. Die aus einem Krankheitsherd erfolgende Streuung von Teilchen des Krankheitsherdes innerhalb des Organismus (z.B. bei einer Metastasierung)

Dysarthrie

(gr.: artikulieren) Sprechstörung inf. Störung der an der Sprechmotorik beteiligten neuromuskulären Strukturen die sich durch Störung der Artikulation, vermehrte Sprechanstrengung sowie Veränderung der Lautstärke äußert. Die Ursache liegt nicht im Sprachzentrum des Gehirns **(P)**

Dysdiadochokinese

Unvermögen der schnellen Abfolge von antagonistischen, gegensinnigen Bewegungen (z.B. rasch aufeinanderfolgender Wechsel von Pronation einer Hand und Supination der anderen Hand; oder etwa das schnelle Einschrauben einer Glühbirne)

Dyskinesie

Motorische Fehlfunktion

D

Dysmetrie

falsche Abmessung von Zielbewegungen, überschießende (Hypermetrie) oder zu kurze Bewegungen (Hypometrie) **(P)**

Dysphagie

Schluckstörung

Dysphasie

abgemilderte, diskrete Aphasie

Dysplasie

(-plasie: Bilden, Formen) Fehlbildung oder Fehlentwicklung eines Gewebes od. Organs, z.b. Hüftdysplasie **(P)**

Dyspraxie

abgeschwächte, leichte Form der → Apraxie

Dystonie

Fehlerhafter Spannungszustand (Tonus) von Muskeln, Gefäßen od. vegetativem Nervensystem **(P)**

Dystrophie

mit schweren Funktionsstörungen einhergehende path. Veränderungen von Zellen, Geweben und Organen unterschiedlicher Ätiologie

efferent	vom Zentrum wegführend; z.B. efferente Nerven, die Erregungen vom ZNS zur Peripherie leiten. S.a. → afferent
elaboriert	herausgearbeitet
-ektomie	Wortteil mit der Bedeutung: Entfernen, Herausschneiden
Embolie	(Embol-, Wortteil mit der Bedeutung hineinwerfen) akute Verlegung eines Gefäßlumens (Lumen = lichte Weite röhrenförmiger Körper und Hohlorgane) durch einen Embolus, ein in die Blutbahn verschlepptes, nicht im Blutplasma lösliches Gebilde **(P)**
Emphysem	Aufblähung, Ansammlung von Gasen oder Luft in ungewöhnlichem Maße (z.B.: Lungenemphysem) **(P)**
Empirie, empirisch	erfahrungsgemäß; auf Tatsachen, Daten oder Versuchen aufbauend
Empyem	Eiteransammlung in einer präformierten Körperhöhle durch direkte oder fortgeleitete Infektion, z.B.: Gallenblasenempyem (im Ggs. zu → Abszess) **(P)**
endogen	von innen kommend; im Körper selbst entstanden
Enuresis	Einnässen, vor allem nachts (E. nocturna)
Enzephalon	Gehirn
Epikrise, epikritisch	(Nachprüfung, Beurteilung) zusammenfassende, kritische Beurteilung eines abgeschlossenen Krankheitsfalles über den Verlauf der Erkrankung

Ergotherapie

Zusammenfassende Bezeichnung für Beschäftigungs- und Arbeitstherapie; findet Anwendung zur Therapie von Störungen der Motorik, der Sinnesorgane und der geistigen und psychischen Fähigkeiten bei Patienten und Behinderten jeden Alters. Der Ergotherapeut übt (je nach Defiziten, Fähigkeiten und Motivation der Patienten) mit ihnen Essen, Waschen, Ankleiden, Schreiben, den Umgang mit anderen Menschen, die Belastbarkeit am Arbeitsplatz u.a.. Ziel ist die weitestmögliche Selbstständigkeit im täglichen Leben und im Beruf. Die Arbeitstherapie setzt Arbeit selbst als therap. Verfahren ein oder trainiert Einzelleistungen, die zur Arbeitsfähigkeit führen können

American Occupational Therapy Association: Ergotherapie ist der therapeutische Gebrauch von Selbstversorgungs-, Arbeits-, und Spielaktivitäten zur Verbesserung der selbstständigen Handlungsfähigkeit, zur Verbesserung der Entwicklung sowie zur Verhinderung von Beeinträchtigungen und kann die Adaption einer Aufgabe oder Umgebung zum Erreichen maximaler Selbständigkeit und zur Verbesserung der Lebensqualität beinhalten

Erythrozyten

Rote Blutkörperchen; sie transportieren Sauerstoff und Kohlendioxyd und stellen mit 99% den größten Volumenanteil der Blutkörperchen → Blut

Euphorie	anhaltender Zustand übersteigerten Wohlbefindens, der Freude, Heiterkeit, Zuversicht
Evaluation	Beurteilung, Bewertung. Zyclus der Evaluation kann ein Verfahren wie „Plan-Do-Check-Act" sein. Plan: bestimmte Ziele werden konkret festgelegt; Do: die Therapie erfolgt; Check: der Erfolg des Therapieverlaufes wird regelmäßig kontrolliert; Act: auf die Ergebnisse des Checks wird reagiert – entweder mit Beibehalten, Modifizieren oder Umändern der Therapie
Exanthem	(gr.: aufblühen) entzündliche Hautveränderung auf großen Bereichen der äußeren Haut mit einem bestimmten zeitlichen Ablauf (Masern, Röteln, Scharlach u.a.) **(P)**
exogen	von außen kommend; außerhalb des Organismus entstanden; Bez. für körperlich begründbare, (insbesondere hirnorganische) Schädigungen, die in den psychischen Bereich hineinwirken **(P)**
Exspiration	aktive Ausatmung
Exploration	Untersuchung in Form einer Austastung oder Befragung
Exposition	potentiell krankheitsauslösende Faktoren; Alle äußeren Bedingungen, denen ein Organismus ausgesetzt ist, für die Entstehung einer Krankheit (vergl.: → Disposition)
extraartikulär	außerhalb eines Gelenks
exzitatorisch	anregend, erregend

F

Falsifikation

wissenschaftsmethodisches Vorgehen zur Überprüfung einer Hypothese od. einer Gegebenheit der Realität mit logischem und empirischem Beleg- und Beweischarakter. Eine einmal gelungene F. kann ein wissenschaftliches Gesetz oder eine Theorie schlüssig widerlegen; demgegenüber kann mit einer → Verifikation nicht auf alle vergleichbaren, aber nicht untersuchten Situationen geschlossen werden **(P)**

Fibrin

Nicht wasserlösliches Protein, das durch enzymat. Einwirkung von Thrombin aus Fibrinogen entsteht. Fibrin wird durch Aggregation zu einem stabilen Polymer, das Grundgerüst eines Thrombus ist; Endprodukt der Blutgerinnung. **(P)**

Fistel

Röhrenförmige, mit Granulationsgewebe (Röhrenfistel) oder Epithelgewebe (Lippenfistel) ausgekleidete Verbindung zwischen Körperhöhlen bzw. Hohlorganen untereinander (innere Fistel) oder der Körperoberfläche (äußere Fistel). Man unterscheidet angeborene F. und erworbene F. durch Entzündung, Tumoren, Traumen, bzw. OP verursacht **(P)**

Funktionelle Störung

noch ausgleichbare S. (s.a → Strukturelle S.)

gastrointestinal	den Magen-Darm-Trakt betreffend
Generalisierung	1. Ausbreitung (z.B.: einer Infektion auf den ganzen Körper oder auf ein ganzes Organsystem) 2. (psychol.) Bez. für das Auftreten einer für eine bestimmte Situation konditionierte Verhaltensweise in anderen (meist ähnlichen) Situationen ohne eine vorangehende spezifische Konditionierung **(P)**
Genese	Entwicklung, Entstehung
Gesundheit	nach Def. der WHO der Zustand von völligem körperlichem, geistigem, seelischem und sozialem Wohlbefindens
Glandula	Drüse
Gnosie	Erkennen von etwas (Agnosie = nicht Erkennen)
Habituation	Gewöhnung
Hämolyse	Auflösung von Erythrozyten durch Zerstörung ihrer Zellmembran
Halluzination	Trugwahrnehmung, Sinnestäuschung bei der die Wahrnehmung kein reales Objekt hat **(P)**
Hemi-	(gr.) halb
Hepar	Leber
Herzinfarkt	eine umschriebene Nekrose von Herzmuskelgewebe, ausgelöst durch Mangeldurchblutung der entsprechenden Muskelschicht des Herzens.

H

Histologie	Lehre von den Geweben des Körpers
Homöostase	Selbstregulation eines biologischen Gleichgewichts (z.B.: Wärmeregulation bei Unterkühlung)
Hydrocephalus	sog. Wasserkopf, Erweiterung der Liquorräume durch verstärkte L.-produktion oder verminderter L.-Resorption
hydrophil	wasseranziehend
hydrophob	wasserabstoßend
Hyperämie	Verstärkte Durchblutung
Hyperästhesie	Überempfindung (Hypoästhesie = Unterempfindung)
Hyperergie	gesteigerte Empfindlichkeit. Gesteigerte Reaktionsbereitschaft und Reizbeantwortung eines sensibilisierten Gewebes bzw. Organismus bei Kontakt mit einem Antigen **(P)**
Hyperhydrosis	gesteigerte Schweißsekretion
Hyperkinese	path. gesteigerte Motorik v.a. der Skelettmuskulatur **(P)**
Hypertonie	Bluthochdruck (im Gegensatz zu Hypotonie)
Hypokinese	Mangel an Willkür- und Reaktivbewegungen und physiologischen Mitbewegungen (z.B. bei M. Parkinson)
Hypothese	Eine zur Erklärung bestimmter Tatsachen eingeführte Annahme, aus der sich dann auch andere neue Tatsachen ergeben können. In der Ergothe-

rapie führt die Interpretation der im Klientengespräch und Befund erfassten Daten zu Hypothesenbildung über die Ursachen der zugrunde liegenden Verhaltens- und Erlebnisweisen. Je mehr Hinweise sich für eine Hypothese finden, desto wahrscheinlicher ist es, dass sie zutrifft

Hypoxie   verminderte Sauerstoffversorgung

-iatrie   Wortteil mit der Bedeutung: Heilkunde

-iatrogen   durch den Arzt verursacht

I

ICD 10	International Code of Diagnostic, oder: International Statistical Classification of Diseases and Related Health Problems (WHO) → internationale Klassifikation der Krankheiten (auch unter Berücksichtigung von Impairment/Schädigung, Disability/Fähigkeitsstörung, Handycap/Beeinträchtigung)
ICP	Infantile Zerebralparese.
idiopathisch	ohne erkennbare Ursache, med. oft gleichbedeutend mit „essentiell" (wesentlich, wirklich) gebraucht **(P)**
Ikterus	Gelbsucht
Illeus	(gr.: zusammendrängen, einschließen) Darmverschluss
Illusion	Verkennung, Sinnestäuschung mit gestörter Wahrnehmung realer Objekte, die umgedeutet oder verkannt werden **(P)**
Immunität	Unempfänglichkeit des Organismus für eine Infektion mit pathogenen Mikroorganismen. Unterscheidung in:

1. unspezifische I., (auch konstitutionelle oder genetische) die durch verschiedene physikalische (Haut-Schleimhaut-Barriere) und biologische Schutzmaßnahmen (antimikrobiell wirksame Enzyme) zustande kommt
2. spezifische I., (auch erworbene), wird durch eine selektiv zu einer Reaktion mit dem entsprechenden Antigen befähigte, spezifische

Antikörper durch Infektion oder Schutzimpfung erworben.

a) Aktive Immunisierung: künstliche Erzeugung einer abgeschwächten Erkrankung durch Einverleibung vermehrungsfähiger, virulenzabgeschwächter Krankheitserreger, bzw. Impfkeime zur körpereigenen Herstellung von Antikörpern

b) Einspritzung von spezifischen Antikörpern oder Serum aktiv immunisierter Menschen, bzw. Tiere. Ziel: Übertragung von antiinfektiösen oder antitoxischen Antikörpern zur Vorbeugung oder Behandlung von Infektionskrankheiten. I. durch Impfstoff zugeführt

3. angeborene I., die bereits zur Zeit der Geburt aufgrund unspezifischer sowie spezifischer I. (v.a. diaplazentar übertragene mütterliche Antikörper) Fähigkeit zur immunen Abwehr

4. natürliche I., die auf dem Vorkommen natürlicher Antikörper beruhende immun. Reaktionsbereitschaft (z.B.: gegen fremde Blutgruppenantigene) ohne früheren Kontakt mit dem entsprechenden Antigen. **(P)**

Indikation

(anzeigen) Grund zur Anwendung eines best. diagnostischen oder therapeutischen Verfahrens in einem Krankheitsfall (vitale Ind. = bei Lebensgefahr). Grund zur medizinischen Betreuungsmaßnahme **(P)**

initial   am Anfang, anfänglich

I

Indolenz	Schmerzunempfindlichkeit, Schmerzlosigkeit, Gleichgültigkeit
Innervation, innervieren	nervale Versorgung von Körpergeweben und Organen
Inspiration	aktive Einatmung
Intestinum	Darm
Insuffiziens	Schwäche, ungenügende Leistung eines Organs
interaktiv	miteinander
intravasal	innerhalb eines Gefäßes
Inzidenz	Neuerkrankungsrate einer best. Diagnose in einen Zeitraum, meist auf 1 Jahr bezogen
Iso-	Wortteil mit der Bedeutung: gleich, ähnlich
Isometrische Kontraktion	Spannungszunahme eines Muskels bei gleichbleibender Länge
Isotonische Kontraktion	Verkürzung eines Muskels bei gleichbleibender Muskelspannung
-itis	Wortteil mit der Bedeutung: Entzündung

Kardiologie	Lehre von den Herz-Kreislauferkrankungen
Karzinom	bösartiger, ephitelialer Tumor; s.a. → Sarkom
kata-	Wortteil mit der Bedeutung: herab, abwärts
Katatonie	Psychischer Erkrankungszustand, bei dem psychomotorische Störungen im Vordergrund stehen. Formen: 1. katatoner Sperrungszustand mit Hemmung der Motorik, Stupor; 2. katatoner Erregungszustand mit psychomotorischer Erregung **(P)**
Katharsis	(gr.: Reinigung) geistig-seelische Läuterung **(P)**
Kephalhämatom	Kopfblutgeschwulst, Bluterguss zw. Periost und Knochen, taubengroße halbkugelige path. Anschwellung am Schädel bei Neugeborenen **(P)**
kausal	ursächlich
Keimblätter	allg. Bezeichnug für die in der frühen Embryogenese entstehenden Zellschichten Ektoderm (wird zu → Nervengewebe), Entoderm (→ Epithelgewebe) und Mesoderm (→ Knochen, Muskeln, Bindegewebe) von denen sich sämtliche in der Organogenese und Histogenese entstehenden Strukturen des Embryos ableiten.
Kernspintomographie	Magnetresonanztomographie (siehe MRT)

Kinästhesie	Empfindung der Bewegung des Körpers als Qualität der Propriozeption **(P)**
Klinik, klinisch	Bez. für die gesamte Symptomatik und den Verlauf einer Erkrankung **(P)**
klonisch	schüttelnd
Körperbewusstsein	Körperschema, Körperbegriff, Körperbild (-imago) Das Körperbewusstsein ist vor allem von den somatosensorischen Sinnen abhängig (taktil-kinästhetisch, vestibulum). Es ist unbewusst und durch die eigene Aktivität, durch eigene Erfahrung erfahren worden
Körperdominanz	Vorherrschung, Überdeckung eines Teils des Körpers (z.B. die rechte Hand bei Rechtshändern)
Körperbegriff	Die Kenntnis von den Bestandteilen des Menschen und wohin sie gehören. Wie weit kann der Mensch mit seinem eigenen Körper etwas anfangen, wie weit kennt er seine körperliche und motorische Grenzen und Möglichkeiten. Kann er Körperteile benennen, zeigen, im Bild wiedererkennen. Wie weit weiß er, wo die Körperteile hingehören (z.B.: malen). Förderung: An- und Auskleiden, Arme bewegen, Beine bewegen
Körperimago	Sein Bild von sich selbst. Summe aller auf den Körper bezogenen Empfindungen. Der Körper, wie er sich anfühlt. Was für ein Körperbild (psychisch) hat der Mensch von sich? Am Beispiel Kind: Hat es ein Selbstbewusstsein,

hat es eine Trotzphase durchlaufen usw., spricht es von sich aus in der 1. Person „ich", kennt es seinen Namen?
→ Förderung: taktile und propriozeptive Reize und Stimulationen; durch Tunnel krabbeln; in Kiste setzen; Umriss malen lassen **(S)**

Körperschema

Die Orientierung am eigenen Körper. Verknüpfung von Umweltwahrnehmung mit der Körperwahrnehmung.

Das Körperschema reguliert die Lage der Muskeln und Körperteile in Bezug zueinander in jedem Augenblick und ändert sich ständig in Abhängigkeit der Lage des Körpers.

Das Körperschema bewirkt, dass man den Körper gezielt einsetzen kann (z.B.: Gleichgewicht halten kann). Kann der Erwachsene oder das Kind sich einer Fremdbewegung anpassen, kann es seine Bewegungen dem Material und dem Handlungsziel anpassen? Kann es seine Bewegungen steuern und korrigieren?

Förderung: Übungen mit koordinierten Bewegungen **(S)**

Kognition

(lat.) Erkennen; allg. Bezeichnung für den Komplex von Wahrnehmung, Verarbeitung, Denken, Erinnern, Erkennen. Störungen kognitiver Funktionen, z.B. als Gedächtnisstörung, Denkstörung, Unfähigkeit zur Abstraktion oder sog. Rigidität mit Festhalten an einer Überzeugung; kommen z.B. bei Schizophrenie, Demenz oder organischen Psychosen vor **(P)**

Koinzidenz

Zusammenfallen, Zusammentreffen (z.B. zw. Reiz und Reaktion)

Kompensation

Ausgleich; Ist z.B. die Statik im Bereich des für die aufrechte Haltung wichtigen Systems Wirbelsäule-Bekken-Beine (beispielsweise durch verkürztes Bein) gestört, so entstehen kompensatorische Abweichungen von der physiologischen Körperhaltung in anderen Bereichen, um den Gesamtkörper der Schwerkraft entsprechend einzustellen. Kompensation (oder Substitution = Ersatz) kann auch eine Prothese sein, im Ausgleich zu einem fehlenden Körperglied

Konditionierung

Bez. für die Herbeiführung einer bestimmten Reaktion als Folge eines Lernprozesses; Formen:

1. klassische K., (Pawlow) ein neutraler Reiz (Glockenton) wird zeitlich und räumlich gemeinsam mit einem anderen Reiz (Futter) dargeboten, der reflexartig eine unbedingte Reaktion (Speichelfluss) zur Folge hat. Nach mehrmaliger Wiederholung ist der ursprünglich neutrale Reiz auch ohne Koppelung an den unbedingten Reiz in der Lage, die Reaktion hervorzurufen (bei Glokkenton → Speichelfluss).

2. operante K., (Lernen am Erfolg) die Verknüpfung einer Handlung oder Verhaltensweise mit verstärkenden Reizen hat eine Verhaltensänderung i.S. einer Wiederholungs- (bei positiven Verstärkern) bzw. Vermei-

denstendenz (bei negativen V.) zur Folge **(P)**

Konfabulation

Erinnerungslücken werden vom Patienten mit frei erfundenen Fakten oder Ereignissen gefüllt, die der Patient für real hält

Konstitution

Summe körperlicher und geistiger Eigenschaften; Summe der Dispositionen **(P)**

Kontamination

Verschmelzung heterogener Sachverhalte

Korrelation

Enger Zusammenhang (stabile Beziehung) zw. zwei oder mehreren Variablen (z.b. Angst – Stottern oder Depression – Suizid)

Kontraktur

Funktions- und Bewegungseinschränkung der Gelenke z.b. bedingt durch muskuläre Dauerverkürzungen

Krankheit

Störung der Lebensvorgänge in Organen oder im gesamten Organismus mit der Folge von subjektiv empfundenen bzw. objektiv feststellbaren körperlichen, geistigen und seelischen Veränderungen **(P)**

Krebs

allg. Bez. für eine bösartige Neubildung (Tumor); i.e.S. das → Karzinom (maligner, epithelialer Tumor, bzw. das → Sarkom, ein maligner mesenchymaler Tumor. Absatz von Metastasen über lymphalen Weg

kurativ

heilend; auf Heilung ausgerichtet

Kyphose

vorwärtsgebeugt (BWS)

L

Läsion	Verletzung
Letalität	Tödlichkeit einer bestimmten Erkrankung. Letalitätsrate ist das Verhältnis der Anzahl der an einer bestimmten Krankheit Verstorbenen zur Anzahl der Erkrankten in einem bestimmten Zeitraum. S.a. → Mortalität
Leukozyt	weißes Blutkörperchen; dient der Abwehr von Krankheitserregern und sonstigen körperfremden Stoffen; Aufteilung in drei Gruppen: Granulozyten, Lymphozyten und Monozyten. → Blut
-logie	Wortteil mit der Bedeutung: Lehre
Logopädie	Prävention, Diagnostik und Therapie von Stimm- und Sprachstörungen
Logorrhoe	verstärkter Redefluss
Lordose	rückwärts gekrümmt, in gewissem Maße physiologisch bedingt in HWS und LWS.
Lys-, -lyse	Wortteil mit der Bedeutung Lösung, Auflösung

maligne	bösartig (benigne = gutartig)
Manie	schwere Form der affektiven Psychose mit inadäquat gehobener (heiterer oder gereizter) Stimmung, Antriebssteigerung, Steigerung der Wahrnehmungsintensität, Denkstörungen (Ideenflucht), materielles Verschwendungsverhalten und oft erhebliche Einschränkung der sozialen, bzw. beruflichen Leistungsfähigkeit i.S. einer psychotischen Manie bei der häufig ein Autoritätskonflikt ausgelebt, bzw. eine Depression abgewehrt wird **(P)**
Marasmus	Schwachwerden, Protein-Energie-Mangelsyndrom
Melaena	Blutstuhl, Blutung aus dem Darm
Mesenchym	embryonales Bindegewebe; oder auch nicht epitheliales Gewebe des Keimlings
Mes(o)-	(gr.) Wortteil mit der Bedeutung mittleres, mitten, zwischen
Met(a)-	(gr.) Wortteil mit der Bedeutung nach, hinter
Metabolisch	stoffwechselbedingt
Metaebene	übergeordnete Ebene
Mikroangiopathie	durch Stenosierung (und Thrombosierung) kleiner und kleinster arterieller Gefäße bedingtes Krankheitsbild. Formen: 1. diabetische Mikroangiopathie

2. Mikroangiopathie bei Sklerodermie, einer Auto-immunerkrankung des Gefäß- und Bindegewebsystems

Mobilität

Beweglichkeit, sowohl am eigenen Körper als auch in der Fortbewegung

MOHO

Model of Human Occupation (Modell menschlichen Tätigseins), entwickelt von Gary Kielhofner. (→ Handlungs-ebene des Menschen in seinen bio-psycho-sozialen Bezügen)

Morphologie

Lehre von der Körper- (Organ-)Form und Körperstruktur

Mortalität

Sterblichkeit; Mortalitätsziffer (Sterbe-ziffer): Das Verhältnis der Anzahl der Sterbefälle zum Durchschnittsbestand der Population in einem bestimmten Zeitraum (meist 1 Jahr) (Beispiele: kindl. Mortalität, pränatale Sterblichkeit u.a.) s.a. → Letalität

MRT

Magnetresonanztomographie, auch: Kernspintomographie. Im Unterschied zur Röntgendiagnostik und zur → Computertomographie kommt dabei keine ionisierende Strahlung zur Anwendung, sondern Magnetfelder. Bei diesem Verfahren können unter-schiedliche Gewebearten dargestellt werden, die im Röntgen nicht darge-stellt werden können, wie dies z.B. bei Weichteilgeweben ähnlicher Dichte der Fall ist

Mutismus

Wortkargheit bis zum Nichtsprechen

myel-

(gr.) das Rückenmark betreffend

Myelitis	Entzündung des Rückenmarks
myo-	(gr.) den Muskel betreffend
Myoklonien	kurze, ruckartige Zuckungen einzelner Muskeln, bei vielen Menschen als nächtliche M. in der Einschlaf- und Aufwachphase **(P)**
Myopathie	entzündliche oder degenerative Muskelerkrankung **(P)**

Neglect

Erkennungsstörung; Vernachlässigung meist einer Seite des Körpers; kann sinnesspezifisch sein (visueller oder akkust. Neglect). Personeller Neglect = nur personeller Art, extrapersoneller Neglect = wirkt sich auch auf die meist linke Seite des Raums aus. Schließt personellen Neglect mit ein.

nekro-

Wortteil mit der Bedeutung: tot

Nekrose

Absterben eines Gewebeteils im lebenden Organismus

Neologismen

Wortneubildungen (meist Zusammen- ziehen von bekannten Wörtern) die der sprachlichen Konzeption nicht entspre- chen und oft nicht verständlich sind. (z.B. Lichtgefäß)

Nephritis

Nierenentzündung

Nephron

sog. Elementarapparat; kleinste funk- tionelle Einheit der Niere. Besteht aus Glumerulus, prox. Tubuluskonvolut, Henle-Schleife, dist. Tubulus und Sammelrohren. Aufgabe ist die Harn- bereitung

Neuralgie

anfallsartiger oder wellenförmiger Schmerz eines Nerven oder Nervenge- flechtes

Neurologie

Lehre von den Nerven und den Erkran- kungen des Nervensystems

Neurobiologie

Forschungszweig der Biologie und der Medizin, der sich mit dem Nervensy- stem und seiner Funktionsweise beschäftigt. Erforscht wird die Entstehung des Nervensystems, sein Aufbau und die chemischen Grundlagen die bei der Übertragung und Speicherung von Informationen innerhalb des Nervensystems eine Rolle spielen

Neuroleptika

Antipsychotika, Psychopharmaka mit antipsychotischer, sedierender und psychomotorisch dämpfender Wirkung **(P)**

Neurophysiologie

Zusammenspiel zwischen Wahrnehmung und Bewegung

Neuropsychologie

Gesamtheit kognitiver, emotionaler und psychischer Funktionen

Neurose

1. Bezeichnung für eine psych. Störung, die nicht auf eine Erkrankung des Nervensystems beruht.
2. Bezeichnung für eine psych. Störung, die inf. eines verdrängten frühkindl. (Psychoneurose) od. aktuellen (Aktualneurose) psychodynam. Konflikts entsteht u. mit psych. bzw. somatischen Symptomen einhergeht (z.b. Angstneurose, Zwangsneurose) **(P)**

Nystagmus

Augenzittern. N. bezeichnet den periodischen Wechsel zwischen Augenfolgebewegung und Saccaden. Die Richtung des N. ist gleich der Richtung der Saccade. Saccade ist eine rasche Augenbewegung von einem Fixationspunkt zu einem anderen (während der Saccade wird also nichts fixiert). Sie tritt während des Lesens beim Zeilen-

sprung auf. Man unterscheidet haupt-
sächlich:

1. Vestibulärer Nystagmus: vestibuläre
   (Über)Erregung bestimmt die
   Augenbewegungen (plötzliche
   Lageveränderung des Kopfes) und

2. Optokinetischen Nystagmus.: durch
   bewegte, optische Reizmuster
   ausgelöst (z.B.: Eisenbahnnystag-
   mus)

Ödem	Geschwulst, Schwellung; nicht gerötete Schwellung infolge Ansammlung wässriger Flüssigkeit in Gewebsspalten **(P)**
Olig-	(gr.) Wortteil mit der Bedeutung: wenig, klein
-om, -oma	Wortteil mit der Bedeutung: Geschwulst, Erguss (z.b.: Hämatom)
Onkologie	Lehre von den Tumoren und tumorbedingten Krankheiten
ortho-	Wortteil mit der Bedeutung: gerade, richtig
Operationalisierung	Formulierung einer wissenschaftlichen Untersuchungsaufgabe mit dem Ziel der Erfassbarkeit des Gegenstands und seiner Messbarkeit durch die Festlegung von Herstellungsregeln, Messvorschriften oder Prozeduren
Orthopädie	Lehre von der Anatomie, Funktion und den Erkrankungen des Bewegungs- und Stützapparates
-osis	(gr.) Wortteil mit der Bedeutung: krankhafter Zustand, Krankheit

P

Palliativ	lindernd; gegen ein Symptom, nicht aber gegen die Ursache einer Krankheit wirkend
Palpation	Untersuchung durch Abtasten, Betasten
Panarthritis	Entzündung *aller* Teile eines Gelenks
Pankreas	Bauchspeicheldrüse
par-	(gr.) Wortteil mit der Bedeutung neben, daneben, teilweise, wechselseitig
Paradigma	Grundlage, die Voraussetzung für weiteres Handeln ist. Erkenntnisprogramm, das sich in einer wissenschaftlichen Gemeinschaft als erfolgreich und konsenzfähig erwiesen hat
Paranoia	Bez. für Erkr. mit systematisierten Wahn, die nicht auf Schizophrenie, sondern als paranoide Entw. auf einer Charakterstörung beruht und durch erlebnisreaktive Wahnentstehung mit Eifersuchts-, Verfolgungs- und Beziehungswahn gekennzeichnet ist **(P)**
Paraplegie	vollständige Lähmung zweier symetrischer Extremitäten, z.B.: bei Querschnittsläsion **(P)**
Parathymie	(gr.: Gemüt) Bez. für Affektstörung, bei der Affekte auftreten, die dem Denkinhalt nicht entsprechen, oder entgegengesetzt sind; Vorkommen z.B. bei Schizophrenie **(P)**
Parenchym	Organfunktionsgewebe; die spez. Zellen eines Organs, die dessen Funktion bedingen; im Ggs. zum

interstitiellen od. Gerüstgewebe. Siehe auch: → Stroma **(P)**

Parese

Erschlaffung, unvollständige Lähmung (Hemiparese = eine Körperhälfte, Tetraparese = ganzer Körper)

Parkinson-Krankheit

Die Parkinson-K. ist eine Erkrankung, bei der es zu einer Degeneration dopaminhaltiger Neurone in der Substantia nigra kommt. Die Krankheit ist durch die Trias Akinese, Rigor und Tremor charakterisiert. Zusätzlich findet sich eine Depression, eine Bradyphrenie und vegetative Störungen. Ursache ist unbekannt, genetische Faktoren scheinen eine Rolle zu spielen.

-pathie, patho-

Wortteil mit der Bedeutung Schmerz, Krankheit

Pathogenese

Entstehung und Entwicklung von Krankheiten

pathogenetisch

krankheitsentstehend

Pathologie

Lehre von den abnormen und krankhaften Veränderungen im menschl. Organismus, insbesondere von den Ursachen (Ätiologie) sowie Entstehung und Entwicklung (Pathogenese) von Krankheiten und den durch sie verursachten Veränderungen (Patho-: Krankheit, Schmerz) **(P)**

-penie

Wortteil mit der Bedeutung: Mangel, Not, zu wenig

P

peri-	Wortteil mit der Bedeutung: um ... herum, in der Umgebung von
Peristaltik	wellenförmig fortschreitende Wandbewegung von Hohlorganen inf. meist zirkulärer Kontraktion der (meist) glatten Muskulatur (v.a. Darm) **(P)**
Peritonitis	Bauchfellentzündung
Perpetuell, perpetuierend	unaufhörlich, ununterbrochen, wiederholend
Perseveration	Haftenbleiben an bestimmten Vorstellungen und Gedanken. Worte und Angaben, die im aktuellen Gesprächszusammenhang nicht mehr sinnvoll sind, werden mehrfach wiederholt.
persistieren	festhaltend, chronisch werdend, bleibend
Perzeption	Wahrnehmung (Aufnahme und Verarbeitung von Reizen im Gehirn) → Wahrnehmung
Phag-, -phag	Wortteil mit der Bedeutung: Verzehren, z.B.: Phagozyten
-phil	Wortteil mit der Bedeutung: Neigung zu
-phob	Wortteil mit der Bedeutung: Furcht, Angst (Phobie: krankhafter Angstzustand)
Physiognomie	individueller Ausdruck und Aussehen des Gesichts
physio-	Wortteil mit der Bedeutung: Natur
Physiologie	Lehre von den normalen Lebensvorgängen

Physiotherapie	Behandlung von Krankheiten mit naturgegebenen Mitteln wie Wasser, Luft, Licht, Wärme, Kälte, Massage, Krankengymnastik, Balenotherapie, Elektrotherapie
Plegie	Lähmung einer Körperseite oder eines Körperteils
polymorph	vielgestaltig
Posttraumatische Störung	Störungen, die nach einer Verletzung (Unfall) auftreten
Prädikation	Zeigehandlung, ein Ding benennen. Die Prädikation für Fachbegriffe ist die Terminologie
Prädiktor	statistische Variable zur Vorhersage eines Merkmals (z.b. „schönes Wetter" ist Prädiktor für Anstieg von Motorradunfällen)
prämorbider Zustand	Zustand vor der Erkrankung (prä = vor / morbus = Erkrankung)
Prävalenz	aktueller Krankenstand einer bestimmten Diagnose zu einem bestimmten Zeitpunkt (Stichtag)
Praxie	Möglichkeit, motorische Fähigkeiten sinnvoll auszuführen (Apraxie = Unfähigkeit ...)
PRIND	Prolongierte Reversible Ischämisch bedingte Neurologische Defizite, länger anhaltende, aber dann doch völlig rückbildungsfähige, meist motorische Ausfälle (s.a. TIA)
Prodrom	(gr.: Vorläufer) Frühsymptom, Vorzeichen

P

Prognose

(gr.: Vorherwissen) Vorhersage auf den Krankheitsverlauf, Heilungsaussicht. Die P. kann gut (bona), schlecht (mala) sehr schlecht (pessima), verzweifelt (infauste), zweifelhaft (dubia), ungewiß (incerta) sein. Man spricht von prognosis quod vitam, valetudinem, restitutionem (Aussicht in Bezug auf Leben, Gesundheit, Wiederherstellung) **(P)**

progredient

fortschreitend, progressiv

prolifertativ

wuchernd

Propriozeption

Tiefensensibilität, Wahrnehmung der Stellung und Bewegung des Körpers im Raum

Prolaps

(lat.: pro – vor, lapsus – Ausgleiten, Fallen) Vorfall; Hervortreten von Geweben oder Organen; z.b.: Bandscheibenprolaps **(P)**

Protrusion

Vortreibung (z.b.: der Bandscheibe)

Propädeutik

(gr.: Vorunterweisung) Begriffserklärung als Basis wissenschaftlichen Arbeitens.

Psychiatrie

Lehre von den Hirnkrankheiten und Hirnfunktionsstörungen mit vorwiegend psych. Krankheitszeichen. Lehre von der Erforschung, Diagnostik und Therapie psychischer Krankheiten

Psychologie

Lehre von der Erforschung der menschl. Persönlichkeit und der Verhältnisse ihres sozialen Bereiches. Lehre von den normalen seelischen Vorgängen. Wissenschaft vom Erleben und Verhalten des Menschen in Bezug auf sich selbst, sowie auf Personen, Ereignisse und Objekte der Umwelt. Man unterscheidet a) die allg. Psychologie (Wahrnehmungspsychologie, Lernpsychologie, Denken, Motivationspsychologie), b) die spezielle Psychologie (Sozialpsychologie, differentielle Psychologie, Entwicklungspsychologie, Tiefenpsychologie) und c) die angewandte Psychologie (Klinische/Psychotherapie, Arbeitspsychologie, Berufspsychologie, Organisationspsychologie, pädagogische P., Verkehrspsychologie und Wirtschaftspsychologie) Psychologie befasst sich mit

1. motorischer Ebene (Bewegung),
2. physischer Ebene (Schweißausbruch) und
3. den Denkprozessen

Psychomotorik

die nach außen sichtbaren Vorgänge seelischer Aktivität (Bewegungsgeschwindigkeit und Bewegungsabläufe, Mimik und Gestik)

Psychose

Bez. für psych. Störung mit strukturellem Wandel des Erlebens (im Gegensatz zum funktionellen Wandel bei Neurose). Die Psychose kann für sich allein im Gehirn bestehen, Ausnahme nur bei organischer P., weil da auch körperl. Auswirkung.

Exogene Psychose besteht im Gehirn, ist aber Einflüssen von außen ausgesetzt. Auch organische P. genannt, weil Ursache im organischen Bereich liegt; z.B. Demenz, Apoplex, Noxenabusus

Die endogene Psychose besteht im Gehirn ohne „äußeren" Einfluss **(P)**

Psychosomatik

Lehre von den Wechselbeziehungen zwischen Psyche und Körper; insbes. der Auslösung körperlicher Krankheiten durch psych. Störungen

Psychotherapie

Lehre von der Behandlung seelischer und körperlicher Erkrankungen durch systematische Beeinflussung des Seelenlebens des Patienten. Behandlung von Kranken mit seelischen Mitteln, insbes. durch Gespräche und übende Erfahrungen

Pulmo

Lunge

Pusher-Syndrom

Die Körpermitte des Patienten scheint extrem auf die (linke) Seite verschoben zu sein

Raptus	plötzlich auftretender, ungeordneter Bewegungssturm aus einem Zustand der Ruhe heraus
Raumwahrnehmung	Die Raumwahrnehmung ist vor allem von den Körpersinnen (taktil-kinästhetisch, vestibulär) abhängig und setzt ein intaktes Körperschema voraus. Der Erwachsene oder das Kind muss den Raum mit Hilfe seiner Muskelkraft erfahren und erforschen können, bevor es die räumliche Orientierung auf der Fläche begreift. Sehen und Hören werden bei der Raumwahrnehmung mit einbezogen. Bei einem Kind: Kann es Versteck spielen? Kann es nach Dingen suchen? Wie weit kann es seine Bewegung auf die Entfernung, das Ziel, abstimmen? Kann es zwei- und dreidimensional bauen? Die räumlichen Gegebenheiten auf das Papier übertragen? Kann es rechts und links unterscheiden? **(S)**
Rebound-Phänomen	(rebound: Rückstoss) Promptes Abbremsen und kurze Rückstossbewegung durch reflektorische Innervation (nervale Versorgung von Körpergeweben und Organen) der Muskelantagonisten, wenn der gegen den Widerstand des Untersuchers im Ellenbogengelenk rechtwinklig gebeugte Arm des Patienten plötzlich losgelassen wird.
Rehabilität	Zuverlässigkeit
Rekonvaleszenz	Genesung; letzte Phase einer Erkrankung mit ausklingenden Krankheitser-

scheinungen bis zur Herstellung der
Gesundheit → Remission **(P)**

Remission

(lat.: remissio: Nachlassen) Gesundung, (vorübergehendes) Zurückgehen
von Krankheitserscheinungen. Komplette R.: Zustand nach Therapie, der
eine Krankheitsfeststellung nicht mehr
ermöglicht. Partielle R.: deutliche
Verbesserung von klinischen Befunden, jedoch ohne vollständige Normalisierung **(P)**

Ren

Niere

Restitution

Wiederherstellung. Restitution ad
integrum: völlige Heilung, d.h. Wiederherstellung des früheren, normalen
Zustandes **(P)**

Retardierung

Allgemeine Bezeichnung für Verzögerung oder Verlangsamung einer Bewegung oder Entwicklung; i.e.S.
Verzögerung der körperlichen , bzw.
intellektuellen Entwicklung im Vergleich
zum jeweiligen Lebensalter **(P)**

Rezitiv

Rückfall, Wiederauftreten einer Krankheit nach Abheilung

residual

zurückbleibend (z.B.: Residualzustand
bei Epilepsien ist der Zustand nach
akuter Phase, bzw. Psychose)

Retardierung

allg. Bezeichnung für Verzögerung
oder Verlangsamung einer Bewegung
oder Entwicklung. I.e.S. Verzögerung
der körperlichen, bzw. intelektuellen
Entwicklung im Vergleich zum jeweiligen Lebensalter

Rigide	steif, starr
Rigor	Steifigkeit der Muskulatur inf. Erhöhung des Muskeltonus die bei passiver Bewegung im Gegensatz zur Spastik während des gesamten Bewegungsablaufs bestehen bleibt; dabei oft ruckartiges Nachlassen des Widerstandes (sog. Zahnradphänomen) **(P)**
Rezidiv	Rückfall

S

Sarkom

(Sark-: Wortteil mit der Bedeutung: Fleisch) Maligner, mesenchymaler Tumor

schizoid

Schizoide Persönlichkeitsstörung; P.-störung mit auffallender, emotionaler Gleichgültigkeit, bzw. Distanz, Unfähigkeit zu adäquaten Gefühlsäußerungen, Kontaktstörungen sowie Mangel an tragfähigen Beziehungen

Schizophrenie

Form der körperlich nicht begründbaren → Psychose, die durch ein Nebeneinander von gesunden und veränderten Erlebens- und Verhaltensweisen gekennzeichnet ist. Symptome: Denkstörungen, Wahn, Sinnestäuschungen (v.a. akustische Halluzinationen), Autismus, Störung der Affektivität u.a. Man unterscheidet:

1. paranoide S., systematisierter Wahn, der durch erlebnisreaktive Wahnentstehung mit Eifersuchts-, Verfolgungs- oder Beziehungswahngekennzeichnet ist;

2. hebephrene S., sich in der Jugend entwickelnde S.; (desorganisierte Schizophrenie)

3. katatone S., bei der psychomot. Störungen im Vordergrund stehen und zwei entgegengesetzte, manchmal im schnellen Wechsel auftretende Formen umfasst; (katatoner Sperrungszustand mit motorischer Hemmung oder katatoner Erregungszustand)

4. undifferenzierte Schizophrenie;

5. schizophrenes Residium, gegenüber Neuroleptika meist therapieresistenter Wahn, der nach Rückbildung der Psychose weiter bestehen bleibt;

6. die postschizophrene Depression

Schizophrenie bedeutet in den meisten Fällen die besondere Entwicklung, den besonderen Lebensweg eines Menschen unter besonders schwerwiegenden inneren und äußeren disharmonischen Bedingungen, die einen Schwellenwert überschritten hat, nach welchem die Konfrontation der persönlichen inneren Welt mit der Realität und der Notwendigkeit zur Vereinheitlichung zu schwierig und zu schmerzhaft geworden ist und aufgegeben worden ist **(P)**

Schock

Fortschreitendes, generalisiertes Kreislaufversagen mit Durchblutungsverminderung lebenswichtiger Organe, gekennzeichnet durch Störung der Mikrozirkulation. Die Zellen können nicht mehr ausreichend mit Nährstoffen versorgt werden, schädliche Stoffwechselprodukte nicht mehr abgebaut werden. Leitbefund ist der gefährlich niedrige systolische Blutdruck, der 80 mmHg unterschreitet und in lebensbedrohlichen Fällen oft gar nicht mehr messbar ist.

Um den Blutdruck zu steigern und die Durchblutung vor allem des Gehirns zu sichern, schüttet der Körper im Schock hohe Dosen des Stresshormons

Adrenalin sowie Aldosteron und ADH aus. Hierdurch werden die Durchblutung peripherer Gefäßgebiete wie Haut und Muskulatur sowie die Blutversorgung des Magen-Darm-Traktes zugunsten der Hirn- und Herzdurchblutung eingeschränkt. Längeres Fortbestehen der peripheren Minderversorgung führt zur Erhöhung der Blutviskosität mit Stase des Bluts (Sludge-Phänomen) ggf. mit Mikrothrombenbildung und hypoxisch bedingter Azidose. Es besteht die Gefahr von Organschäden wie Schockniere, Schocklunge, Schockleber. Symptomatik: Kaltblasse Haut, Sludge-Phänomen, Puls↑,RR↓. Formen: 1. hypovolämischer Schock durch absoluten Volumenmangel inf. Blut-, Plasma-, Wasser- und Salzverlust. 2. kardiogener Schock durch primäres Versagen der Herzfunktion (z.B.: Herzinfarkt). 3. Anaphylaktischer Schock als allergische Reaktion auf Medikamente oder Insektenstiche. 4. Septischer Schock, verursacht durch Gifte von im Blut zirkulierenden Mikroorganismen. **Schockindex:** Pulsfrequenz : RR (normal 0,5; drohend 1; manifest 1,5)

Screening (screen: Sieb) S.-verfahren; syn. Vortest, Suchtest; epidemiologische Untersuchungsmethode zur Erfassung eines klinisch symptomlosen oder prämorbiden Krankheitsstadiums, z.B.: Reihenuntersuchung auf Lungentuberkulose oder Diabetes **(P)**

Sedativa, sedieren	Beruhigungsmittel, beruhigen
sensibel	Empfindungen betreffend, aufneh-mend, weiterleitend (vergl.: → senso-risch)
Sensorik	Wahrnehmung, Empfindung
sensorisch	der Empfindung dienend (vergl.: → sensibel)
Sensorische Integration	Die sensorische Integration ist das Ordnen der Empfindungen, um sie gebrauchen zu können. Unsere Sinne geben uns Informationen über den physikalischen Zustand unseres Körpers und über die Umwelt um uns herum. Wenn Empfindungen in gut organisierter und integrierter Weise dem Gehirn zufließen, kann es diese Empfindungen nutzen, um daraus Wahrnehmung, Verhaltensweisen und Lernprozesse zu formen.
Sepsis	(gr.: Fäulnis) Allgemeininfektion, mit Krankheitserscheinungen, die inf. konstanter oder periodischer Aussaat von Mikroorganismen (meist Bakterien, seltener Pilze, Viren, Parasiten) von einem Herd aus in die Blutbahn auftre-ten **(P)**
Seriale Leistung	Erfassen und Wiedergeben von Hand-lungsabläufen, Nachahmen, Rekon-struieren, Reproduzieren, Erfassen der kausalen, räumlichen und zeitlichen Folgen.
Sic !	Wichtig ! (mit der Bedeutung: „so ist es!")

skler-	(gr.:) Wortteil mit der Bedeutung: trocken, hart
Sklerose	krankhafte Verhärtung eines Organs
Skoliose	Seitliche Verbiegung der Wirbelsäule mit Drehung der einzelnen Wirbelkörper und Versteifung in diesem Abschnitt **(P)**
Sludge-Phänomen	Form der Mikrozirkulationsstörung. Reversible Aggregation (Zusammenballung) der Erythrozyten (als Geldrollenbildung) mit Strömungsbehinderung des Blutes, infolge Strömungsverlangsamung. Kann zur Stase des Blutes und damit zur Beeinträchtigung der Sauerstoffversorgung in den Geweben führen **(P)**
-skopie	Wortteil mit der Bedeutung: schauen, prüfen (z.B.: Mikroskop)
Sopor	→ Bewusstseinsstörung; schlafähnlicher Zustand, aus dem der Patient durch äußere Reize <u>nicht</u> mehr voll weckbar ist. Nur stärkste Stimuli können Reaktionen auslösen **(P)**
Somatisch	körperlich
Somnolenz	→ Bewusstseinsstörung; schläfriger Zustand, aus dem der Patient durch äußere Reize weckbar ist
Soziologie	Lehre von den Gesetzmäßigkeiten des gesellschaftlichen Lebens. Vergesellschaftsprozesse zwischen Menschen
Spastik	Krampfartig vermehrter Muskeltonus (hypoton, hyperton).

Immer zentralnervös bedingt. Stellt einen Versuch dar, muskuläre Bewegung i.S. eines generalisierten Hypertonus zu initieren **(P)**

Spasmus	unwillkürliche Muskelkontraktion
spinal	das Rückenmark betreffend
spondyl(o)	(gr.) Wirbel
Spondylitis	Wirbelentzündung
Stagnose	Stauung, Stockung
-stax	Wortteil mit der Bedeutung: Stillstand; Stauung
Stenose	Verengung, Verschluss, Einengung → Artresie
Stereotypien	sprachliche oder motorische Äußerungen, die längere Zeit in immer gleicher Form wiederholt werden
Stomachus	Magen (auch Gaster, Ventriculus)
Stroma	Gerüst; bindegewebiges Stützgewebe eines Organs
strukturelle Störung	nicht mehr ausgleichbare S. (s.a. → funktionelle S.)
Stupor	(lat.: Erstarrung) Bez. für Zustand ohne erkennbare psychische und körperliche Aktivität (bei Katatonie, Epilepsie, psychotischer Depression od. Intoxikationen) **(P)**
Sublimation	Sublimierung, Abwehrmechanismus, durch den ein ursprünglich auf ein sexuelles Ziel gerichteter Trieb auf ein

höheres, nicht sexuelles Ziel (z.B.: ein soziales oder kulturell anerkanntes Handlungsziel, bei Freud künstlerische oder intellektuelle Arbeit) umgelenkt wird

Supervision Beobachtung und Analyse des Verhaltens eines Therapeuten durch einen Supervisor zur Aufdeckung und Korrektur von methodischen Fehlern und Behandlungsstörungen und zur Beurteilung der Kompetenz des Therapeuten

Symptom (Begleiterscheinung) Erscheinungsform, Beschwerde, fassbares Krankheitszeichen (Symptome führen zur Diagnose, z.b. Symptom: Patient hält sich den Bauch; Diagnose: Bauchweh)

Syndrom (mitlaufend, begleitend) Gruppe von Krankheitszeichen, die für ein bestimmtes Krankheitsbild mit meist einheitl. Ätiologie (Ursache), aber unbekannter Pathogenese charakteristisch sind. Auch: Symtomkomplex **(P)**

Synthese Zusammensetzung, Aufbau

systemisch ein ganzes Organsystem betreffend; i.w.S. den ganzen Organismus betreffend

Tachykardie	Herzrhytmusstörung mit Anstieg der Herzfrequenz auf über 100/m,
tachytroph	Tachy-: Wortteil mit der Bedeutung: schnell
	-troph: Wortteil mit der Bedeutung: das Ernähren, Nahrung
taktil	berühren, den Tastsinn betreffend
taktil-kinästhetisch	tiefensensible Wahrnehmung
tetra-	Wortstamm mit der Bedeutung: vier (Tetraplegie od. Tetraparese)
Therapie	Behandlung einer Krankheit
Thrombose	vollständiger oder teilweiser Verschluss einer Arterie oder Vene sowie der Herzhöhlen durch intravasale Blutgerinnung **(P)**
Thrombozyten	Blutblättchen die an der Blutgerinnung beteiligt sind. → Blut
TIA	Transitorische Ischämische Attacke, kurzfristig auftretende Ausfälle, z.B. Lähmungen, Seh- und Sprachstörungen, die sich innerhalb von 24 Stunden zurückbilden (s.a. PRIND)
Tic	Plötzlich einsetzende rasche Muskelzuckung i.S. von Stereotypien mit zwanghaften Ausdrucks-, Abwehr- und Reflexbewegungen **(P)**
-tomie	Wortteil mit der Bedeutung: schneiden
tonisch	stärkend; physiol: den Tonus betreffend

T

Tonus	Grad der Anspannung eines Organs, z.B.: von Muskeln, Gefäßen oder Nerven
Trauma	Verletzung oder Gewalteinwirkung in körperlicher oder psychischer Hinsicht
Tremor	Zittern, unterschieden in:

a) Ruhetremor,

b) seniler Tremor (als Ruhetremor),

c) Haltetremor (verschwindet bei Entspannung),

d) Aktionstremor (bei nicht gezielten Bewegungen),

e) Intentionstremor (bei Zielbewegungen unmittelbar vor dem Ziel)

-troph	Wortteil mit der Bedeutung: Ernährung, Versorgung
Tumor	Geschwulst; örtlich umschriebene Zunahme des Gewebevolumens; i.w.S. jede lokalisierte Anschwellung durch Ödem, akute und chronische Entzündung, aneurysmatische Erweiterung. I.e.S. gewebliche Neubildung in Form eines spontanen verschiedengradig enthemmten, autonomen und irreversiblen Überschusswachstums von körpereigenem Gewebe, das i.d.R. mit unterschiedlich ausgeprägten Verlust spezifischer Zell- und Gewebefunktionen verbunden ist **(P)**

ultra-	Wortteil mit der Bedeutung: jenseits
Unktion	Einreibung, Einsalbung
Validität	Gültigkeit
Variable	Merkmal mit bestimmter Ausprägung
Ventrikel	Kammer
Verifikation	wissenschaftsmethodisches Vorgehen zur Überprüfung einer Hypothese od. einer Gegebenheit der Realität mit logischem und empirischem Beleg- und Beweischarakter
	Mit einer einzigen Verifikation kann nicht auf alle vergleichbaren Situationen geschlossen werden. **(P)**
	S.a. → Falsifikation
Vesica biliaris	Gallenblase
Vigilanz	Wachheit
Viren	(lat.: Schleim, Gift) Sammelbez. für biologische Strukturen (meist Krankheitserreger), die nicht über die für Wachstum und Teilung erforderlichen Enzyme verfügen, sondern dazu Wirtszellen bedürfen auf die sie häufig pathogen wirken **(P)**
Viskosität	Zähigkeit
viszeral	(Viscera: die Eingeweide); die Eingeweide betreffend
Vulnerabilität	Verletzbarkeit; Bez. für eine durch verschiedene Faktoren bedingte Disposition, auf Belastungen überdurchschnittlich stark mit Spannung, Angst, Verwirrung zu reagieren

W/Z

Wahn

inhaltliche Denkstörung mit Verlust des Bezugs zur allgemein akzeptierten Realität bei subjektiver Gewissheit und Unkorrigierbarkeit des Denkinhalts

Wahrnehmung

Perzeption

(taktil = tasten, visuell = sehen, auditiv = hören, gustatorisch = schmecken, olfaktorisch = riechen, propriozeptiv = tiefensensibel

Zyste

Ein- oder mehrkammeriger, durch eine Kapsel abgeschlossener sackartiger Tumor mit dünn- oder dickflüssigem Inhalt **(P)**

Zyt-

Wortteil mit der Bedeutung Zelle; Höhlung

-zytose

Wortteil mit der Bedeutung: zu viel

Zytostatika

Substanzen, die die Zellteilung durch Beeinflussung ihres Stoffwechsels verhindern oder verzögern (Anw. i.d. Tumortherapie)

Anatomische Begriffe

Angulus	Winkel
Anulus	Ring
Apertura	Öffnung
Arcus	Bogen (z.B.: Arcus vertebrae)
Area	Fläche
Articulatio	Gelenk
Autochton	(gr.) angeboren, ohne äußere Einwirkung entstanden
Brevis	kurz
Caput	Kopf
Carpi	Wortteil mit der Bedeutung: Frucht; Handwurzel
Co-, com-	mit, zusammen
Collateral	gleichseitig, auch kollateral
Collum	Hals
Condylus	(gr.) Gelenkkopf, Gelenkhöcker
Corona	Kranz
Corpus	Körper
Crista	Kamm, Grat
Discus	Scheibe
Epi-	(gr.) auf, drauf, drüber
Epikondylus	(gr.) Knöchel

Erector	Aufrichter
Extensor	Strecker
Facie	Gesichts-Fläche von Organen, Regionen nach ihrer Lage zu angrenzenden Teilen
Flexor	Beuger
Foramen	Loch, Eintrittsstelle
Fossa	Grube, Graben
Fundus	Boden, Grund
Ilia-, iliacus, ilio	zur Weiche, zum Darmbein gehörend
Incisura	Einschnitt
Inferior	das weiter unten gelegene
Infra-	Wortteil mit der Bedeutung: unten, unterhalb von ...
Inter-	dazwischen, inmitten (z.B.: Interzellulare Substanz)
Intra-	innerhalb, in ... hinein
Ischi	Wortteil mit der Bedeutung: Hüfte, Hüftgelenk
Ischiadicus	zum Sitzbein gehörend
Ischium	Gesäß
Ligamentum	Band
Linea	Linie, Band
Magnum	Groß (z.B.: Foramen magnum)
Margo	Rand

Obliquus	schief, schräg
Processus	Fortsatz
Pubes	Schamgegend; Os pubis
Rectus	gerade
Sacro-, Sacralis	zum Kreuzbein gehörend
Semi	Wortteil mit der Bedeutung: halb
Septum	Zaun, Schranke
Sinus	Krümmung, Ausbuchtung, Vertiefung, Höhle
Spina	Stachel, Dorn
Spinae	bei der Spina, Dorn gelegen
Sulcus	Rinne
Sub-	Wortteil mit der Bedeutung: unter
Superior	das weiter oben gelegene
Supra	Wortteil mit der Bedeutung: oberhalb, über
Tendo	Sehne (von tendere: spannen, ausdehnen)
Transvers	Quer
Trochlea	Rolle, Winde; (Trochanter: Rollhügel)
Tuberculum	Höcker
Tuberositas	Rauhigkeit
Tubulus	Röhrenförmiges Kanälchen, Tubus, Röhre

Vastus	sehr groß; z.B.: M. vastus, Schienbein-muskel
-version	drehen (z.B.: anteversion)
	(Soweit nicht anders angegeben, sind die anatomische Begriffe aus dem Lateinischen)

bilateral → beidseitlich (alle Extr.)

bimanuell → beidhändig

unilateral → einseitlich